Au profit de la souscription pour le Choléra.

CHOLÉRA.

MOYENS

PRÉSERVATEURS

ET REMÈDES

Employés avec le plus de succès à Paris,

EN 1832,

SUIVIS D'UN FORMULAIRE
DE MÉDICAMENS ANTI-CHOLÉRIQUES ET DE L'ORGANISATION
D'UNE AMBULANCE ET D'UN BUREAU DE SECOURS;

PAR L. V. PARISEL,

PROFESSEUR DE CHIMIE,
PHARMACIEN DE L'ÉCOLE DE PARIS, ATTACHÉ AU BUREAU DE SECOURS DU
12e ARRONDISSEMENT A PARIS,
LORS DU CHOLÉRA EN 1832, ET HONORÉ D'UNE MÉDAILLE A LA
MÊME ÉPOQUE.

La nature a de nombreux mystères sans doute, mais chaque jour la main des savans arrache un lambeau du voile qui cache la vérité. Désespérer des efforts de la science, serait nier la puissance et les conquêtes de l'esprit humain. En voyant l'espace parcouru en peu d'années, on peut mesurer celui qu'elle ne manquera pas de franchir. Son passé est assez riche de progrès et de gloire, pour garantir tout ce qu'on attend de son avenir.

(Discours d'ouverture d'un cours de chimie en 1832.)

LYON.

CHEZ L'AUTEUR, PHARMACIEN DE LA PLACE DES CARMES, 14,
MM. AYNÉ NEVEU, SUCCESSEUR DE BABEUF, RUE ST-DOMINIQUE, 2.
BARON, RUE CLERMONT, 5.

1835.

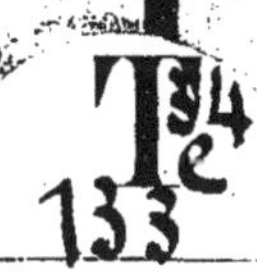

CHOLÉRA.

IMPRIMERIE DE L. BOITEL,
QUAI ST-ANTOINE, 36.

CHOLÉRA.

MOYENS
PRÉSERVATEURS
ET REMÈDES

Employés avec le plus de succès à Paris,

EN 1832,

SUIVIS D'UN FORMULAIRE
DE MÉDICAMENS ANTI-CHOLÉRIQUES ET DE L'ORGANISATION
D'UNE AMBULANCE ET D'UN BUREAU DE SECOURS;

PAR L. V. PARISEL,

PROFESSEUR DE CHIMIE,
PHARMACIEN DE L'ÉCOLE DE PARIS, ATTACHÉ AUX BUREAUX DE SECOURS DU
12e ARRONDISSEMENT A PARIS
LORS DU CHOLÉRA EN 1832, ET HONORÉ D'UNE MÉDAILLE A LA
MÊME ÉPOQUE.

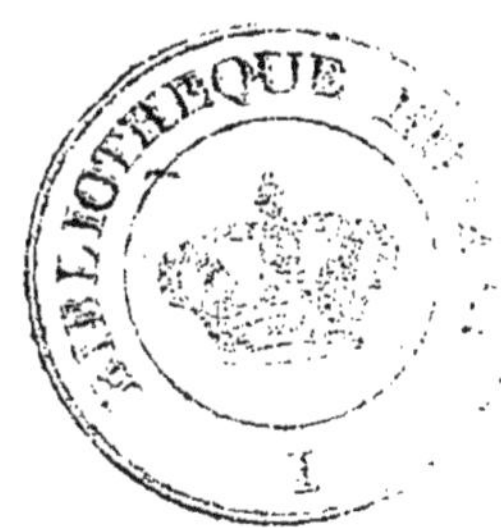

La nature a de nombreux mystères sans doute, mais chaque jour la main des savans arrache un lambeau du voile qui cache la vérité. Désespérer des efforts de la science, serait nier la puissance et les conquêtes de l'esprit humain. En voyant l'espace parcouru en peu d'années, on peut mesurer celui qu'elle ne manquera pas de franchir. Son passé est assez riche de progrès et de gloire, pour garantir tout ce qu'on attend de son avenir.

(Discours d'ouverture d'un cours de chimie en 1832.)

LYON.

CHEZ L'AUTEUR, PHARMACIEN DE LA PLACE DES CARMES, 14,
AYNÉ NEVEU, LIBR. SUCCESSEUR DE BABEUF, RUE ST-DOMINIQUE, 2.
BARON, LIBR. RUE CLERMONT, 5.

1835.

CHOLÉRA.

MOYENS

PRÉSERVATEURS

ET REMEDES

Employés avec le plus de succès à Paris

EN 1832.

PRÉLIMINAIRES.

MOYENS PRÉVENTIFS, GÉNÉRAUX ET PARTICULIES.

Dans les calamités publiques le devoir des hommes spéciaux est de se présenter en première ligne, pour signaler à tous l'approche du danger, les indices précurseurs qui l'annoncent, les moyens de répulsion et de défense dont on doit s'environner. Telle est la position où se trouvent à cette heure les hommes qui ont rattaché leur vie et leurs études à l'art de guérir.

En présence du fléau qui menace notre population, la médecine et la pharmacie doivent combiner leur efforts pour écarter les chances favorables à son invasion, par leurs conseils et leurs démarches, de telle sorte que notre population ne soit pas livrée désarmée, sans espoir et sans ressources, à ses ravages; si ces ravages, il faut l'avouer, n'ont pas encore rencontré la digue qui arrête, ils peuvent être limités par celle qui resserre.

Répudier comme vains et superflus tous les préservatifs indiqués n'est pas permis à l'homme sensé, ami de lui-même, jaloux du repos des siens et ayant foi aux travaux de la science médicale, quelque soit son insuffisance ; à plus forte raison à l'homme de l'art, sentinelle avancée de la salubrité publique, investi de la confiance d'une certaine partie de la population. Si un voile épais dérobe encor à nos regards la connaissance exacte et quelque peu positive des agens curatifs du choléra, les moyens préservatifs commencent à être assez appréciés pour qu'on puisse, sinon annihiler, du moins atténuer considérablement les prédispositions que chacun apporte au devant du fléau voyageur. C'est là le résultat d'observations suivies et de deux ans d'expérience. En repousser les conséquences serait d'une imprudence que la morale doit condamner, et que la science s'efforcera toujours de combattre.

D'après cet exposé préliminaire, il est facile de préjuger que ce n'est point, à proprement parler, la partie médicale et curative que je veux aborder. Ce ne sont point des observations de médecin, mais de pharmacien, et surtout de chimiste, que je me propose de développer.

Ayant été à même de combattre, comme étudiant en médecine, le débordement épidémique qui désola Paris en 1832, je viens dérouler le simple récit de quelques souvenirs recueillis dans les courts loisirs que nous laissait un service d'une activité trop long-temps inconstante, faible tribut apporté au concours de lumières qui ont été et qui seront encore jetées par les talens de premier ordre dont s'enorgueillit notre ville sur cette question.

Sans m'arrêter à répéter tout ce qui a été dit sur les précautions premières de propreté, de salubrité, de régime, d'habillement, indiquées à satiété dans une foule d'instructions, je me bornerai, pour qu'on en apprécie la convenance, à rappeler que le choléra a sévi avec une intensité supérieure sur cette partie de la population parisienne qui avait les grabats pour lit, le pain de la misère pour nourriture, le grenier ou la cave pour asile, les haillons de l'indigence pour vêtemens; proie facile jetée abondamment à la voracité de tout fléau, aux malheurs de tous désastres publics. Quelques têtes illustres sans doute furent frappées, mais les chiffres sont là pour attester combien fut restreinte la place qu'ils occupèrent dans le total effrayant de la mortalité.

Ce fait nous prouve qu'il est des positions que le mal foudroie plus volontiers, qu'il est des circonstances qu'il respecte le plus souvent. Quand la mort plane sur toutes les têtes, menace toutes les existences, l'homme n'a pas les bras tellement enchaînés, qu'il ne puisse conjurer la foudre; et si les résultats de ses efforts démentent ses calculs et ses prévisions, il ouvre du moins son cœur à l'espérance, en éloigne la démoralisation et l'abattement, qui sont les prédispositions les plus dangereuses que puisse rencontrer le fléau.

§ II.

QUESTIONS ORIGINELLES.

D'après le plan que je me suis tracé, il n'est pas de mon sujet d'aborder la question de cause originelle, de propagation et du siége de cette maladie indéfinissable, aussi bien la puissance intellectuelle de l'homme a dû s'abaisser en présence de la barrière infranchissable qui enveloppe ce sujet, qui s'est réfugié au rang des problèmes les plus insolubles des sciences.

Ce qui paraît à cet égard s'élever au-dessus du doute, c'est le caractère épidémique du fléau. *Le choléra est épidémique.* Ce fait maintenant est prouvé ; il l'est aussi bien que le suivant, que nous formulons en ces mots : *Le choléra n'est pas contagieux.*

Il est épidémique, puisqu'il promène son œuvre de destruction et lève un sanglant tribut successivement sur toutes les populations attachées à notre planète.

Il n'est pas contagieux. Le nombre des victimes qu'il a faites parmi les personnes qui se sont dévouées au service des cholériques n'offre aucune disproportion avec le chiffre général de la mortalité.

Le choléra franchit toutes les barrières que la nature et l'homme lui opposent ; l'air est son véhicule ; il s'y trouve dissous, mais non combiné, non neutralisé ; miasme incoercible, il échappe à nos moyens d'investigation aussi bien que celui qui chaque automne enfièvre les Marais Pontins en Italie, et plus près de nous la Bresse et le Forez. La respiration le transmet à nos poumons, l'inocule dans notre sang ; son action est aussi soudaine dans son début que héroïque dans ses attaques ; son principe, qui n'a pu être saisi par les opérations de l'analyse la plus subtile, la plus délicate, s'ingère à la circulation dans une dose infinitissimale.

On peut affirmer, sans sortir des limites du vrai, que chaque individu éprouve l'effet de l'influence épidémique, chacun a son choléra, mais avec des modifications multipliées qui ont leur source dans le tempérament, les habitudes, le régime, l'état, en un mot, dans une foule de circonstances difficiles à généraliser, mais dont un médecin apprécie facilement la valeur. Aussi chez les uns ce qui n'est qu'indisposition légère devient maladie grave et mort chez beaucoup d'autres.

Il a été généralement observé à Paris que dans le nombre des cholériques on comptait plus de femmes que d'hommes, d'indigens que de gens aisés, de vieillards que d'enfans, de personnes sans sobriété que de celles qui étaient rangées, d'habitans des bords des riviéres plus que de ceux de l'intérieur des terres, plus d'oisifs que de travailleurs, de tempéramens bilieux que de sanguins.

§ III.

PRÉSERVATIFS GÉNÉRAUX.

Parmi les agens de conservation préconisés à l'époque du choléra parisien, plusieurs n'obtinrent qu'un succès fort contesté et souvent illusoire, d'autres remplirent assez bien l'office qu'on en attendait. Dans ces derniers, je placerai la lotion suivante dont on se lave les mains et les bras, matin et soir, durant le règne de l'épidémie. La recette nous fut communiquée par le docteur Foy, médecin français, qui alors arrivait de Pologne, où il avait été envoyé pour le traitement de cette maladie. Dans toutes les ambulances du 12e arrondissement on en fit usage, et les résultats justifièrent l'efficacité vantée de ce préservatif. (*Voir le formulaire.*)

On a beau déclamer contre l'emploi des chlorures et du chlore, ils n'en restent pas moins le meilleur préservatif du choléra. D'après les observations thérapeutiques que nous fîmes, médecins et étudians en médecine attachés aux ambulances du 12e arrondissement, nous fûmes forcés de le reconnaître comme le plus efficace des moyens préventifs à conseiller et à employer. Aussi la consommation en fut grande à Paris. Tout atelier de produits chimiques travaillait à la plus aetive production de ce corps sans pouvoir satisfaire à toutes les demandes. Les laboratoires de chimie eux-mêmes faisaient pour cela seul fonctionner tous leurs appareils. C'est ainsi que de celui de l'Ecole Polytechnique, il sortait régulièrement, jour par jour, pendant un mois, et fabriqués par les élèves eux-mêmes, cent livres réparties entre les quatre ambulances du 12e arrondissement, qui était le sien.

Ceux à qui le chlore a paru d'un emploi dangereux ne l'ont pas expérimenté ou en ont abusé. Bien des poitrines, dit-on, sont péniblement affectées par la respiration d'un air chloré. Mais on n'a pas assez calculé que la dose devait en général en être minime et plus minime encore pour les poitrines délicates; de même qu'un médicament dont les doses ordinaires se trouvent trop faibles pour les tempéramens forts, et trop fortes pour les faibles constitutions.

Tous les miasmes et les odeurs dangereuses ont pu jusqu'ici être combattus par le chlore. Substances de nature organique, ils renferment tous de l'hydrogène, lequel, dès qu'il est touché par le chlore, s'y trouve attiré par une affinité énergique et prédominante. Le chlore détruit par cela même la substance délétère qu'il saisit en organisant une nouvelle substance inoffensive par sa combinaison avec l'hydrogène qui l'y sollicite.

Telle est la théorie de l'action du chlore et des chlorures réduite à sa plus simple expression, et cette manière de se comporter partie essentielle de son individualité chimique, il nous a paru la conserver en présence du choléra.

Toutes les personnes attachées au service des ambulances avaient ordre d'en donner à tous les ménages qui n'en avaient pas et d'en répandre dans les escaliers et les corridors, derrière les portes d'entrée et sur les rebords des fenêtres.

CAMPHRE. — L'emploi du camphre a été l'objet de bien des controverses. Son utilité n'a été constatée que par le petit nombre, bien que sa consommation incalculable et son prix élevé attestent un usage général. Nous en avons très-souvent obtenu de bons effets. Si le chlore était notre fumigation du dehors, le camphre était celle du dedans. Une camphrière sur la cheminée de chaque pièce habitée; tel était la précaution indiquée pour chaque ménage. Employé à l'intérieur, dans le cas d'invasion, sous forme de potion, il a souvent été couronné de succès inespérés par d'autres agens analogues.

THÉ ET ANALOGUES. — Le thé, et nous y joindrons les plantes aromatiques analogues, telles que la camomille, la menthe, la sauge, le tilleul, pris en infusion une fois par jour, ont été d'un favorable effet.

Au thé surtout on doit accorder la préférence ; c'est un excitant fort agréable des forces vitales ; il accélère la circulation et favorise la transpiration générale.

On arrivait à merveille à obtenir cet effet avec le punch à la Magendie. Cet alcolat est du petit nombre des médicamens qui ont survécu à l'expérience et pris rang dans la matière médicale. Il était devenu d'un emploi général; chaque famille aisée ne passait pas sa journée sans avoir pris son punch anti-cholérique ; dans nos ambulances on ne manquait pas à cette pratique salutaire, surtout le soir pour activer le service de la nuit. Chaque cafetier avait cru de son devoir de le faire entrer parmi les objets de consommation, et aux vîtres de chaque café on lisait ces mots : *Punch à la Magendie.* (*Voyez le supplément.*)

En temps de choléra, la flanelle sur le corps a été fortement conseillée, mais c'était au pied qu'elle était le plus utile. Parmi les cholériques traités à notre ambulance, beaucoup avaient les gilets, très-peu les chaussons de flanelle; ces derniers se sont montrés toujours plus efficaces.

En effet, vous le concevrez ainsi que nous, si comme nous, vous admettez le choléra comme une asphixie qui ramène la chaleur vitale des extrémités du corps à la région précordiale. Cette dernière conserve sa chaleur, même au-delà de la mort, tandis qu'avant l'invasion de la maladie, et comme prédisposition, les pieds se glacent et la circulation s'y ralentit.

On se trouve bien encore d'entretenir dans les appartemens un feu modéré qui maintienne une température uniforme, et concoure à la purification de l'air. N'oublions pas que ce fut par de grands feux allumés sur les places publiques, qu'Hyppocrate, le père de la médecine, purifia Athènes d'une contagion qui lui fut si funeste.

Les circonstances de localité ont influé singulièrement sur la marche du choléra. Ici, propagation rapide, là, répulsion.

Il sévissait avec une intensité croissante dans les positions riveraines. Les villages des bords de la Seine ont été généralement ravagés. Ceux de l'intérieur des terres épargnés; les rues aboutissant à ce fleuve plus frappées que celles qui lui sont parallèles. Il paraîtrait que le mouvement que le cours d'eau imprime à l'air, l'accès qu'il ouvre aux vents dans le canal de son lit, conduisent le miasme voyageur, qui se dissémine en même temps sur ces bords.

Les jours où régnait le vent du nord la mortalité redoublait. Nous éprouvions beaucoup plus de perte sous cette influence que sous celle du vent du midi. Nous l'attribuions en général à la difficulté plus grande ces jours-là d'amener nos malades à transpiration; la transpiration nous a toujours paru un des moyens les plus constamment efficaces pour combattre les progrès du mal.

Les lieux éclairés par le gaz ont été plus garantis que ceux qui ne l'étaient pas. Dans le voisinage des fours à chaux on a remarqué une influence de préservation. Les grandes quantités d'acide carbonique, répandus dans l'atmosphère, ont éloigné ou neutralisé les molécules épidémiques, de même que les fumées épaisses qui s'échappent des usines à industrie chimique, des ateliers où une vive et vaste combustion dévore des masses de charbon.

On prétend que Londres n'a dû qu'à la quantité de houille qu'il brûle, et de thé qu'il consomme, d'avoir été peu maltraité par le fléau, qui lui arrivait de ses colonies des bords du Gange.

La première de ces causes ne serait-elle pas, dans notre ville, jusqu'ici respectée, le palladium de la salubrité publique, le rempart qui repousse l'approche de l'ennemi commun.

L'ensemble des phénomènes morbides, désigné sous le nom de choléra, peut se diviser en quatre périodes. Chaque période affecte le caractère suivant.

1re Période. Prodromes ou début. — Le début de la maladie s'annonce par le refroidissement des extrémités inférieures, les coliques, des douleurs à l'épigastre, sécheresse et astringence à la gorge, diarrhée. C'est à cet état que se rattache la désignation de *cholérine.*

2e Période. Invasion ou attaque. — Redoublement de violence dans les affections précédentes, coliques insupportables, diarrhée brûlante, prostration, refroidissement de plus en plus envahissant, pouls filiforme, grand feu à l'épigastre.

3o Période algide. — Mêmes symptômes plus intenses encore, vomissemens violens, déjections alvines très-douloureuses, crampes névralgiques qui tordent bras et jambes, convulsionnent tout le corps; au milieu des tourmens, la tête reste saine et froide, le malade a la conscience de son état, l'intime sensation de chaque douleur.

4o Période critique. — C'est alors que s'étend sur tout le corps, comme un voile mortel, cette coloration livide, bleuâtre, caractérisée par le mot de *cyanose.* Elle cadavérise le cholérique, même avant sa mort.

Les cavités orbitaires surtout s'entourent de ce cadre funèbre et se dépriment, l'œil devient fixe, le pouls échappe, s'annihile, la chaleur se concentre dans la région précordiale, la vie s'éteint même long-temps avant que le cœur se soit dépouillé de la chaleur de tout le corps qui s'est repliée sur ce seul organe.

Tel est l'ordre des symptômes que déroule cette maladie effrayante, toutes les fois qu'elle doit donner la mort. Maintenant, à côté de chaque période, je placerai les médicamens qui leur ont été appliqués.

Sans m'arrêter à décrire tous les curatifs que la faveur trop hâtée a élevés et que l'observation a renversés tour-à-tour, je me bornerai à suivre les deux systèmes de médication qui, dans la sphère d'activité de notre bureau de secours, ont été presque exclusivement suivis. Je les caractériserai du nom de leurs auteurs; le 1er, système de Magendie, le 2e, système Récamier.

Dans le premier traitement, phlogistique ou sudorifique, les excitans, les topiques chauds, la saignée et les lavemens excitans.

Dans le second traitement, anti-phlogistique, les calmans, la glace, les émétiques, les sangsues.

Je me hâte de le dire, l'expérience parmi nous se prononça en faveur du premier, du système sudorifique de Magendie. On a généralement observé que la glace n'avait aucun effet avantageux. — Les calmans à la dose ordinaire présentaient trop peu d'activité contre un mal qui en a tant; — les émétiques excitaient une irritation trop violente sur des organes déjà vivement irrités; — l'action des sangsues était trop lente et incomplète.

Tandis que dans le système Magendie on réchauffait le malade par des applications appropriées, on provoquait la transpiration, on stimulait la circulation engourdie, on combattait les vomissemens et les déjections alvines. Ce traitement s'établissait et se distribuait de la manière suivante :

1re PÉRIODE.

Frictions aux extrémités et aux articulations.
Moutarde aux jambes.
Sachets de sable chaud aux cuisses.
Cataplasme de farine de lin sur le ventre.
Punch anti-cholérique, infusions de camomille, menthe, tilleul et thé.

2e PÉRIODE.

Mêmes moyens à dose plus forte.
Lavemens à l'amidon et au landanum à haute dose.
Saignée aux deux bras.
Potion nitro-camphrée avec addition de 2 gros d'acétate d'ammoniaque.
Mêmes infusions.

3e PÉRIODE.

Moyens analogues aux précédens.
Frictions aux articulations avec le liniment d'alcool camphrée et d'ammoniaque liquide.
Vésicatoires aux bras et aux cuisses.

4e PÉRIODE.

Excitans à haute dose.
Laudanum à la dose d'un gros dans une potion à prendre en 3 fois.
Pilules d'un 1[4 de grains de strichnine.
Frictions avec l'huile volatile de moutarde.

Quelques moyens nouveaux ont été employés dans cette maladie que beaucoup de médecins ont regardée comme nouvelle. Ses attaques présentaient un caractère de soudaineté et d'activité tels qu'il était difficile de lutter contre elle avec avantage, à l'aide des ressources ordinaires.

C'est ainsi que le froid du cholérique diffère essentiellement du froid ordinaire, qui se dissipe dans la partie qui en est affectée, par l'enveloppement de mauvais conducteurs du calorique, et en laissant agir la chaleur naturelle de l'organisme animé. Les cholériques semblables à des masses inertes, sont privés de toute faculté de calorification spontanée. Les enveloppans ordinaires, tels que la laine, le coton, le taffetas ciré, opèrent l'effet contraire de celui qu'on poursuit; ils éloignent la chaleur intérieure des membres, qui ne sont plus aptes à la recevoir que par l'application de substances échauffées qui conduisent bien le calorique, en empreignent les membres engourdis, incapables d'en fournir par leur propre fond.

Les sachets de sable chauffés, en contact avec tous les points de la surface de la peau, ont paru remplir cet objet, ainsi que des boîtes de ferblanc d'un pouce d'épaisseur et de forme orbiculaire, en les remplissant d'eau très-chaude.

Des brosses à poil fin et serré servaient à frictionner les membres engourdis; maniés d'une main vigoureuse, ils y ramenaient promptement la chaleur.

ANALYSE DU SANG. — Plusieurs chimistes se sont occupés de l'analyse du sang des cholériques, afin de lire dans les produits obtenus quelques révélations propres à jeter du jour sur la marche et le traitement de la maladie.

Avec M. Couerbe, chef des travaux chimiques à l'école de pharmacie, nous nous livrâmes à des travaux de ce genre. Le fait le plus saillant que nous eûmes à signaler fut la tendance alcaline du sang, qui à l'état normal est acide. Le sérum est moins abondant, l'albumine ne s'y trouve qu'à moitié de la proportion ordinaire. Les matières colorantes sont au contraire en excès de moitié, ainsique la fibrine.

Cette différence de constitution dans le sang nous démontre entre autres choses que le sang est un des siéges, sinon le seul, du choléra morbus. La prédominance de l'albumine explique pourquoi la saignée est improductive dans la période algide.

Nous avons aussi analysé l'air expiré des poumons d'un cholérique cyanosé ; les proportions normales n'y existaient plus. L'oxigène, qu'on trouve à peine dans l'air expiré à l'état de santé, quand l'élaboration respiratoire s'effectue bien, se maintenait constamment en proportion assez forte dans la respiration des cholériques. Nous en avons obtenu jusqu'à 8 1[2 pour cent. C'est ce fait qui le premier m'a conduit à regarder le choléra comme une *asphixie*.

L'urine était plus chargée en couleurs et en substances ; mais ces substances nous ont paru les mêmes qu'à l'état de santé. L'augmentation de densité et de saturation résultait de la rareté et du peu d'abondance des sécrétions urinaires. Les sécrétions en général sont amoindries d'une manière extraordinaire.

Les selles offraient le caractère singulier de sérosités blanchâtres, émulsionnées, fétides, qu'on désignait par les mots de *créme de riz*. C'est ce qui avait fait penser à plusieurs pathologistes que la membrane interne des gros intestins était entraînée dans les défections douloureuses de la diarrhée cholérique.

ORGANISATION DES BUREAUX DE SECOURS.

Le service médical à Paris fut organisé de la manière suivante : cette organisation fut improvisée en quelque sorte au début du fléau, dont la soudaineté d'apparition détrompa toutes les prévisions de la science et de l'autorité. Aux premières attaques, Paris était sans ressources, désarmé, mais dans 24 heures et de toutes parts, par le concours généreux des hommes de l'art, le dévouement d'une foule de citoyens, et l'intervention active du gouvernement, le service se forma, se régularisa, et l'on put, réparant le désordre d'une première surprise, prendre position, pour combattre et repousser l'influence de l'épidémie.

Dans chaque arrondissement, quatre ambulances ou bureaux de secours, furent créés. Six hôpitaux nouveaux s'ouvrirent.

Attaché aux bureaux de secours du 12e arrondissement, c'est de leur organisation seulement que je vais vous entretenir, en ajoutant toutefois que pour tous elle était à peu près la même.

Le personnel de chaque bureau de secours se composait de huit médecins, un pharmacien, huit étudians en médecine et quatre infirmiers.

Les médecins se relevaient deux par deux de quatre en quatre heures, sauf la nuit, où chacun la passait à son tour. Ils ne quittaient pas le bureau pendant le temps de leur service ; ils donnaient des conseils à toutes personnes qui venaient les consulter, dirigeaient les courses des étudians, recevaient leurs communications, réglaient la marche à suivre.

Le pharmacien appartenait à la circonscription médicale du bureau ; sa garde allait de midi à midi, vingt-quatre heures. Il avait la faculté de se faire remplacer par son commis ; il arrivait portant

Camphre,	2	onces.
Menthe,	1	livre.
Tilleul,	1	id.
Camomille,	1/2	id.
Chlorure de chaux,	10	id.
Vinaigre des 4 voleurs,	1	litre.

Tous ces médicamens étaient au compte de la Commune; ils étaient destinés aux indigens cholériques qui s'adressaient aux bureaux. Le pharmacien faisait et surveillait cette distribution; mais il fut bientôt et facilement remplacé par un infirmier, étant plus utile à la direction de son officine qu'à celle de cette facile distribution.

Les étudians en médecine se relevaient de quatre heures en quatre heures, et fournissaient une garde à deux, sauf les nuits qu'on passait à tour de rôle; à eux le service actif de l'extérieur. A la première demande, ils partaient, observaient le cas, entamaient le traitement, ordonnaient les remèdes, et venaient rendre compte au médecin de service de ses consultes et de ses opérations. Un malade une fois entrepris, la même personne devait poursuivre jusqu'à sa fin le traitement commencé. Il était tenu d'aller deux fois par jour en visite, et cela en dehors du service ordinaire de garde, ou de nouveaux malades lui étaient confiés.

Voir des cholériques indigens et leur apporter des conseils n'eût été qu'une démarche dérisoire et sans résultats. Il fallait que puisque le conseil se présentait, spontané et désintéressé, le remède ordonné arrivât de même. Cette prévision bienfaisante et sage ne fut pas oubliée, et elle fut la digue la plus puissante qu'on opposa aux envahissemens du fléau.

Chaque étudiant avait déposé chez le pharmacien du ressort médical sa signature; puis, après avoir constaté chez le malade, auprès duquel il était accouru, le cas d'indigence, il formulait tout de même, sa formule s'exécutait dans les pharmacies, et était livrée sans rétribution aucune.

C'est ainsi, messieurs, que nous remplissions la mission qui nous était confiée. Notre présence était sollicitée comme un bienfait, et les hommes de l'art, à qui une plèbe ignorante et insensée, jetât d'abord ses malédictions comme à ceux qui avaient semé le poison et le mal, reçurent bientôt et de la même bouche les bénédictions qu'on adresse à des bienfaiteurs.

Les infirmiers étaient de service pendant vingt-quatre heures; hommes de peine, ils recevaient une rétribution de quatre francs par chaque garde; leur service était pour le dedans comme pour le dehors. Ils avaient à leur disposition deux brancards; chaque brancard était couvert d'un matelas et d'une grosse couverture de laine. On leur avait fourni une blouse de toile grise, prenant depuis le cou jusqu'aux mollets, liée au corps par une ceinture de même, et depassant les mains de deux à trois pouces.

Dès qu'un étudiant visiteur, appelé la première fois auprès d'un cholérique, le voyait dans une position à manquer de secours, soit par défaut de logement convenable, soit par isolement ou misère, il avait ordre, de gré ou de force, de requérir les brancardiers pour sa translation au plus prochain hospice.

Cette mesure rencontra, dans les premiers temps,

une opposition très-vive de la part des parens des cholériques. Souvent ils ameutaient les voisins contre nous, imbus qu'ils étaient de ce préjugé qui faisait regarder le choléra comme un fléau imaginaire destiné à purger Paris de ce qu'on nommait la *matière à émeute*, et l'hôpital comme le laboratoire où se consommait l'œuvre infernale de cette destruction politique. Aussi c'était au milieu d'un concert d'injures grossières et menaçantes qu'il fallait arracher quelques victimes à la mort, trop heureux quand leur reconnaissance n'allait pas au delà,

A l'appui de ces paroles, vous citerai-je le malheur arrivé à un étudiant attaché à l'ambulance de la Sorbonne (toujours 12e arrondissement.) Dès les premiers jours, il se signalait par l'activité de son service, l'ardeur d'obliger ses semblables. Une nuit, après un service non interrompu de plusieurs jours, il partit pour une série de visites, et ne revint pas. Pendant quelque temps, on n'en eut aucune nouvelle. Ses parens alarmés arrivent de Metz, et c'est à la Morgue, meurtri de coups et noyé qu'ils retrouvent le corps de leur fils, que des pêcheurs avaient, la veille, retiré de la Seine.

Dans notre bureau de secours, un étudiant fut appelé au milieu de la nuit chez un teinturier dont la femme venait d'être atteinte. Arrivé au quatrième, il entre; aussitôt le mari, d'une main robuste, ferme la chambre à clé, et dit à celui qu'il avait fait appeler : Vous êtes « entré par la porte, vous ne sortirez que par la fenêtre, « si vous ne la guérissez pas sur le champ du mal que « vous lui avez donné.» L'étudiant eut assez de fermeté et de présence d'esprit pour lui promettre la guérison de sa femme en vingt-quatre heures. Il se mit à la frictionner de toutes ses forces, et ce ne fut qu'une

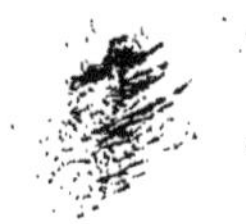

heure après, lorsqu'un mieux sensible se fut déclaré, que le teinturier relâcha son prisonnier. Le fait se répandit ; un commissaire de police vint prendre des informations au bureau ; et qui arrêta les poursuites ? ce fut le même étudiant qui avait failli être la victime. La femme, par hasard peut-être, fut guérie ; et l'un et l'autre vinrent le remercier sincèrement de les avoir sauvés, l'un des mains de la justice, l'autre de la mort.

Il est juste de le dire, ces terreurs, ces menaces, ces voies de fait, ne s'étendirent pas au delà de quinze jours ; dès lors, tout rentra dans l'ordre, et notre tâche en devint plus facile et plus satisfaisante.

Les médecins du bureau de secours se rattachaient par de nombreux rapports avec les bureaux de bienfaisance du 12e arrondissement, afin de coordonner leur action philantropique, et d'en retirer la plus grande somme de bien possible ; où le rôle du médecin finissait, commençait celui de l'homme généreux. Leurs soins environnaient partout les convalescences ; car, si on l'a dit avec raison, la convalescence est encore une maladie ; c'est surtout à celle du choléra que cette définition peut s'appliquer dans toute sa rigueur. Alors surtout il y avait beaucoup de bien à faire. Le malade est arrivé à cette période où les remèdes cessent, où le régime alimentaire doit réparer les pertes de la maladie.

Chaque étudiant en médecine était muni de *cartes* ou *bons* pour bouillon, bouilli, potages au riz, rations de pain, etc., reçus chez tous les débitans quelconques de l'arrondissement, signés d'un membre du bureau de bienfaisance ; il avait aussi des lettres imprimées, où les noms étaient en blanc. Ces lettres étaient des permis d'admission à deux hospices fondés à cette époque de grands malheurs et de grands bienfaits sous le nom d'hospice des orphelins du choléra. L'usage de ces lettres était laissé à sa discrétion.

Au dessus du personnel du bureau de secours, planait une surveillance protectrice, qui fournissait à tous les besoins, prévoyait les nécessités, faisait face aux dépenses, tenait compte du dévouement; elle dérivait, comme on le pense bien, du gouvernement. Des membres du conseil d'état eux-mêmes en étaient investis, et s'en acquittaient avec un zèle qui est tout à leur louange. Chaque jour ils visitaient les bureaux et s'informaient de tout, et ne partaient que quand ils avaient pourvu à tout. A côté de cette surveillance, nous placerons la sollicitude toute paternelle du maire et de ses adjoints; chaque jour, l'un d'eux venait passer une heure à l'ambulance.

Le matériel du bureau de secours se composait d'une grande table autour de laquelle siégeaient les médecins; là, étaient les registres, où le mouvement de la mortalité et des guérisons était constaté, où l'on enregistrait les succès, les insuccès et les observations spéciales faites aux lits des malades (je rapporterai plus bas quelques-unes de ces observations); une armoire *dite de secours*, qui renfermait les médicamens apportés; quatre couvertures de laine pour le transport des cholériques à l'Hôtel-Dieu, de la flanelle et des brosses anti-cholériques pour frictions, des bouteilles de grés pour les pieds, etc.; quatre lits de sangle pour donner les premiers secours.

Il arrivait souvent que les malades nous étaient apporté quand le mal les avait attaqué dans la rue ou dans des ateliers éloignés de leur domicile.

On leur administrait les premiers secours; les infirmes les frictionnaient, puis ils les transportaient soit chez eux, soit à l'hospice. Si c'était chez eux, on les accompagnait des remèdes nécessaires pour continuer pendant quelque temps la médication commencée.

Que de fois les quatre lits voyaient se renouveler les malades dans la même journée. Souvent c'était sur le plancher qu'ils attendaient que place fut faite, soit par la mort, soit par le mieux du préoccupant.

Dans le matériel, dépendant du bureau de secours, je dois comprendre un cabriolet qui stationnait à sa porte pour transporter plus rapidement et sans frais ceux qui allaient visiter les malades. J'ajouterai qu'on ne put le garder que quelques jours dans le 12e arrondissement adossé de toutes parts à la montagne Ste-Geneviève, et composé de rues escarpées difficilement frayables aux voitures; aller à pied fut trouvé plus prompt et plus commode.

Telle était l'organisation du bureau de secours ; elle fut jugée utile et maintenue depuis le 25 mars jusqu'au 18 avril.

Les observations du registre constatèrent	2723 cas,
dont	1165 décès.
Reste	1558 guéri.

Dans la 1re quinzaine, le rapport des décès aux guérisons fut comme 1 est à 1

2e quinzaine,	1 est à 2 1[2
3e quinzaine,	1 est à 6.

Soit qu'on doive l'attribuer à des soins plus intelligens, à une expérience mieux calculée de la part des médecins, aussi-bien que de la part de la population. Les premiers temps, on n'invoquait souvent les secours de l'art que lorsque les progrès de la maladie la rendaient incurable et mortelle ; enfin, on peut encore l'attribuer à l'éloignement progressif de l'influence cholérique.

L'ambulance était annoncée au public la nuit par une vaste lanterne à verres rouges, qui frappaient de loin les regards, et de près on y lisait : *Bureau de secours. — Choléra.*

FORMULAIRE

POUR LA PRÉPARATION ET L'EMPLOI

DE PLUSIEURS

MÉDICAMENS ANTI-CHOLÉRIQUES,

Tels que

PUNCH A LA MAGENDIE, LOTION PRÉSERVATRICE, LIMINENT HONGROIS,
POTION D'ANDRAL, AUTRE DE GENDRIN,
AUTRE DE CHOMEL, LIMINENT DE RÉCAMIER, etc.

PUNCH A LA MAGENDIE.

Bien des remèdes ont été proposés et essayés contre le fléau asiatique, bien peu ont survécu à l'expérience. Parmi ces derniers se place en première ligne le punch du docteur Magendie, qui était sans contredit l'agent principal du système suivi avec le moins d'insuccès par cet illustre praticien. Nous avons cru devoir en conserver la formule.

Tilleul,	1 once.
Camomille,	2 gros.
Menthe,	2 gros,
Thé.	3 gros.
Canelle,	1/2 gros.
Eau,	1 litre.

Citron,	1 livre.
Girofle,	1/4 de gros.

Faites infuser, passez et ajoûtez :

Sucre blanc,	1 livre 1/2.
Eau de vie,	1 livre 1/2.

Faites fondre à froid, passez de nouveau. — Au moment de s'en servir on l'enflamme dans la tasse où on le sert et on le laisse brûler pendant sept minutes. — Buvez quand il est encore chaud.

N. B. Le bichof se prépare en remplaçant l'eau de vie par le vin.

POTION DE MAGENDIE.

Infusion de camomille,	4 onces.
Acétate d'ammoniaque,	2 gros.
Sirop de menthe,	3 onces.

VIN ANTI-CHOLÉRIQUE DU MÊME.

Vin chaud,	2 litres.
Teinture de canelle,	1/2 gros.
Sucre,	12 onces.

Ces médicamens sont principalement dirigés contre la première période et ses accidens.

LOTION PRÉSERVATRICE.

Eau pure,	100 parties.
Chlorure de chaux solide,	10 id.
Alcool de romarin,	3 id.

Mêlez. Chaque matin on se lave les mains et les avant-bras avec ce mélange. Pendant 24 heures, une très-légère odeur de chlore s'exhale de votrepersonne, le chlore se mêle à l'air ambiant et vous enveloppe d'une atmosphère aromatique qui vous défend de l'approche du miasme épidémique.

POTION DU DOCTEUR ANDRAL.

Acétate d'ammoniaque,	1 gros.
Sulfate de quinine,	15 grains.
Ether sulfurique,	20 gouttes.
Camphre,	20 grains.
Eau de tilleul,	5 onces.
Sirop de gomme,	1 once.

Le docteur Andral relate une foule de guérisons dues selon lui à l'emploi de cette potion excitante.

POTION POUR LA PÉRIODE ALGIDE.

Eau de tilleul,	5 onces.
Sirop de coings,	1 once.
Alcool,	1 once.
Camphre,	1 gros.
Strichnine,	1 grains.

A prendre en trois fois dans l'espace d'une à deux heures.

POTION DE GENDRIN.

Eau de canelle orgée,	4 onces.
Acétate d'ammoniaque,	1 once.
Extrait d'opium,	2 gros.
Sirop,	2 onces.

A prendre par grandes cuillerées dans des demi-tasses d'infusion de tilleul.

POTION DE CHOMEL.

Laudanum de sydenham,	20 gouttes.
Eau de menthe,	1 once.
Infusion de tilleul,	2 gros.
Sirop simple,	1 once.

A prendre par cuillerée, d'heure en heure. Le docteur Chonul y joignait les frictions avec l'alcool et l'acide acétique.

TRAITEMENT DE BRESCHET.

Eau de menthe,	4 onces.
Acétate d'ammoniaque,	1 gros.
Ether sulfurique,	30 gouttes.
Sirop de quinquina,	1 once 1[2.
Teinture de canelle,	1[2 gros.

On l'aidait du concours d'infusions répétées avec la camomille. Dans chaque litre d'infusion on ajoutait une once d'acétate d'ammoniaque.

LIMINENT DE RÉCAMIER.

Liminent volatil camphré,	4 onces.
Laudanum sydenham,	1 once.

Frictionnez au moment des crampes. — Il y joignait l'usage d'affections froides sur la tête et l'ipécacuanha à la dose 24 à 30 grains.

TISANE DE L'HERMINIER, médecin de la Charité.

Eau de vie,	2 gros.
Ammoniaque,	24 gouttes.

Infusion de menthe et de feuilles d'oranger,	1 litre.
Sirop de Valériane,	2 onces.

A prendre un litre dans l'espace de six heures. — Il y joignait des sinapismes à la surface du corps.

TRAITEMENT DES MÉDECINS DE LA PITIÉ.

Eau distillée de tilleul,	1 once 1[2.
— de menthe,	1 once 1[2.
Sirop de fleurs d'oranges,	1 once.
Laudanum,	3 gros.

A prendre par deux cuillerées. — Lavement émolient, tisanne de camomille, alternée avec le thé.

LINIMENT HONGROIS.

Acétate d'amoniaque,	1[2 once.
Vinaigre anti-septique,	6 onces.
Camphre,	2 gros.
Alcool,	1 once.
Opium,	1 gros.

Dissolvez l'opium dans le vinaigre, le camphre dans l'alcool. Mêlez.

HUILE VOLATILE DE MOUTARDE (sinapis alba.)

Le procédé indiqué dans le formulaire de Magendie (par distillation) a l'inconvénient d'être long, embarrassant, et de fournir peu. J'ai remédié à ce double inconvénient en manipulant de la manière suivante.

Moutarde concassée,	2 livres.

Ether, 4 livres.

Faites macérer pendant 24 heures; décantez, évaporez, soit en distillant, soit à l'air libre, jusqu'à réduction des trois quarts. L'huile se sépare d'elle-même par décantation. Vous l'isolez. Son odeur est très-forte; une seule friction rubéfie le corps avec violence et spontanéité.

FIN.

www.ingramcontent.com/pod-product-compliance
Ingram Content Group UK Ltd.
Pitfield, Milton Keynes, MK11 3LW, UK
UKHW020508230726
13925UKWH00005B/2112

9 782014 049183